Ketogene Ernährung für Anfänger auf Deutsch/ Ketogenic diet for beginners in German:

Mit den natürlichen Prozessen Ihres Körpers schnell abnehmen

Inhaltsverzeichnis

ursprüngliche Autor dieses Werkes in irgendeiner Weise als haftbar für irgendwelche Härten oder Schäden angesehen werden kann, die ihnen nach der Durchführung der hier beschriebenen Informationen widerfahren könnten.

Darüber hinaus dienen die Informationen auf den folgenden Seiten nur zu Informationszwecken und sollten daher als universell angesehen werden. Wie es sich für sie gehört, werden sie ohne Gewähr für ihre verlängerte Gültigkeit oder vorläufige Qualität präsentiert. Erwähnte Marken werden ohne schriftliche Zustimmung verwendet und können in keiner Weise als Unterstützung des Markeninhabers angesehen werden.

Einführung

Ich möchte Ihnen danken und Ihnen zum Herunterladen dieses Buches gratulieren!

In den folgenden Kapiteln wird erörtert, wie Sie die ketogene Diät einsetzen können, um Ihre Ziele zur Gewichtsabnahme zu erreichen.

Es gibt viele Bücher zu diesem Thema auf dem Markt, vielen Dank noch einmal, dass Sie sich für dieses Buch entschieden haben! Wir haben uns bemüht, es mit so vielen nützlichen Informationen wie möglich zu füllen. Wir wüschen viel Erfolg!

Kapitel 1: Wie Sie von Ketose profitieren können

Wenn ich Ihnen sagen würde, dass Ihr Körper ein natürliches System zur Fettverbrennung hat, das Sie einfach nicht nutzen, würden Sie mir glauben? Die meisten Menschen würden es nicht glauben. Aber immer mehr Menschen kommen zu dieser wunderbaren Diät, die ich gerne als die kohlenhydratarme Revolution bezeichne.

Der Zweck der ketogenen Diät ist es, Ihren Körper umzuschulen, damit er mit besserem Brennstoff läuft. Statt mit Glukose wird Ihr Körper lernen, mit Fett als Brennstoff zu fahren. Wenn Sie sich auf diese Weise ernähren, wird Ihr Körper in eine Lage versetzt, in der er hauptsächlich Fett und nicht Zucker als Energiequelle verwendet.

Die ketogene Ernährung konzentriert sich jedoch auf ein Schlüsselkonzept: Ketose. Ketose ist, um es einfach auszudrücken, eine alternative Methode, mit der der Körper Treibstoff verbrennen kann. Wenn man sich in einem Zustand der Ketose befindet, dann verbrennt man das, was man Ketone nennt, um Energie zu gewinnen, statt wie üblich Kohlenhydrate. Ketone können sowohl aus den Fettdepots und -speichern des Körpers als auch aus aufgenommenem Fett erzeugt werden. Dies führt uns zu der ersten Möglichkeit, wie Sie von der Ketose profitieren können: Sie werden weniger hungrig sein. Wir werden auch mehr über die einfache Mechanik der Gewichtsabnahme sprechen, aber für den Moment sollten Sie folgendes verstehen: Fette verbrennen langsamer als Kohlenhydrate, was bedeutet, dass Sie sehr viel weniger Hunger erleben.

Wenn Sie außerdem weniger Energie zu sich nehmen, als Ihr Körper verbraucht, nimmt Ihr Körper die Energie direkt aus Ihren natürlichen Fettspeichern ohne irgendeine Art von Umwandlungsprozess auf, was bedeutet, dass Sie wie verrückt Pfunde verlieren werden.

Wenn Sie sich kohlenhydratreich ernähren - Getreide, Zucker, Stärke, Gemüse, Obst -, füttern Sie Ihren Körper mit einer Tonne Glukose. Ihr Körper speichert diese Glukose als Glykogen in der Leber und in den Muskeln zur späteren Verwendung. Die in der Leber gespeicherte Glukose kann von den meisten Systemen im Körper verwendet werden. Die in Ihren Muskeln gespeicherte Glukose kann nur von dem spezifischen Muskel, in dem sie gespeichert ist, verwendet werden. Ihr Körper kann jedoch nur eine begrenzte Menge an Glukose speichern.

Ketose kann Ihnen auch bei Ihrem Blutdruck helfen. Ketose, mit einem Wort, führt dazu, dass Sie pinkeln müssen - sehr viel. Das bedeutet, dass Ihr Körper viel mehr Wasser benötigt. Beim stärkeren Urinieren verlieren Sie jedoch auch viel mehr Elektrolyte, was bedeutet, dass Ihr Natriumspiegel massiv sinken kann, was Ihrem Blutdruck zugute kommt.

Die einfache Idee hinter der Ketose und der ketogenen Ernährung ist es, die Aufnahme von Fett als Hauptcholesterin Quelle zu verwenden. Man könnte meinen, dass dies dem eigenen Blutdruck und der allgemeinen Gesundheit nicht zuträglich ist. Doch das Gegenteil ist der Fall. Wenn Sie nach sechs Monaten gesunder ketogener Ernährung Labortests durchführen würden, würden Sie feststellen, dass Ihre Lipidwerte höher, Ihre schlechten Cholesterinwerte niedriger, Ihre guten Cholesterinwerte höher und Ihr Blutdruck niedriger und weitaus stabiler werden als zuvor. Mit anderen Worten: Ihr Blut wird gesünder - und Sie auch!

Kapitel 2: Was Sie bei Keto erwarten können

Da wir nun darüber gesprochen haben, was Ketose ist, was können Sie von einer ketogenen Ernährung erwarten? Nun, das ist eigentlich ziemlich einfach aufzuschlüsseln.

Zunächst einmal sollten Sie einen raschen Gewichtsverlust erwarten. Menschen wenden sich oft kohlenhydratarmen Diäten wie der Keto-Diät zu, weil sie den Erfolg sehen, den andere bei ihren persönlichen kohlenhydratarmen Abenteuern hatten, und sie entscheiden, dass sie ähnliche Ergebnisse sehen möchten. Das ist völlig verständlich; klinische Tests, die kohlenhydrat- und fettarme Diäten vergleichen, haben ergeben, dass Menschen, die eine kohlenhydratarme Diät befolgen, nach 6 Monaten größere Gewichtsverluste aufweisen als solche, die eine fettarme Diät befolgen.

Sie werden in der ersten Woche auch ein gutes Stück Wassergewicht verlieren, während Ihr Körper seine Glykogenreserven für Energie verbraucht (im Wesentlichen das, was aus den Kohlenhydratspeichern Ihres Körpers übrig geblieben ist). Es ist nicht ungewöhnlich, dass jemand in der ersten Woche 5 bis 8 Kilo an Wassergewicht verliert. Nach dieser ersten Periode sollten Sie einen stetigen Verlust von 0,5 bis 1 Kg pro Woche feststellen, der möglicherweise stärker von Faktoren wie dem Alter und der Art und Weise, wie Ihr Körper persönlich Energie verarbeitet, abhängt.

Dies führt uns zum nächsten Thema, über das wir sprechen müssen: die Keto-Grippe. Dies ist ein bedauerliches Leiden, mit dem die meisten Menschen, die mit der Keto-Grippe beginnen, zu kämpfen haben. Im Wesentlichen handelt es sich um eine Kombination aus Elektrolyt-Ungleichgewicht und Dehydrierung.

Das ist per se ein einfacher Prozess, kann aber dazu führen, dass man sich fühlt, als hätte man die Grippe!

Ketose ist, wie ich schon sagte, harntreibend. Dafür müssen Sie sich durch das Trinken von sehr viel Wasser verantworten. Sie werden auch viele Elektrolyte aus Ihrem Körper auspinkeln oder sie über andere Kanäle in größeren Mengen verlieren. Das bedeutet, dass Sie sie ersetzen müssen. Sie werden Ihre Nahrung ziemlich stark salzen wollen und auch Kalium- und Magnesiumpräparate einnehmen.

Wenn die Ketogrippe besonders schlimm wird, finden viele, dass das Trinken von Hühnerbrühe ihnen helfen kann, die Symptome der Ketogrippe für eine Weile zu überwinden. Das liegt daran, dass Hühnerbrühe einen ziemlich hohen Natriumgehalt hat und natürlich auf Wasserbasis hergestellt wird. Die Kombination dieser beiden Faktoren kann die körpereigene Ordnung ein wenig wiederherstellen. Mit anderen Worten: Hühnerbrühe kann Ihnen helfen, sich aus dem gleichen Grund besser zu fühlen, aus dem Sie sie als Kind getrunken haben, um **gegen** eine Erkältung zu helfen!

Einer der Gründe dafür, dass die Menschen kohlenhydratarme Diäten zur Gewichtsabnahme besonders mögen, ist, dass Sie sich dadurch viel weniger hungrig fühlen. Kohlenhydrate und Fette werden vom Körper anders verbrannt. Fette brauchen länger, um verarbeitet zu werden, und halten weitaus länger durch, während Kohlenhydrate in der Regel sehr schnell verbrannt und in einem Zug verbraucht werden. Deshalb können Kohlenhydrate ein Gefühl der Müdigkeit oder einen "Zuckerrausch" verursachen. Fette gehören nicht dazu, dass sie Sie länger satt wirken lassen. Das bedeutet, dass Sie sich bei anderen Diäten vielleicht hungrig und müde fühlen, aber die ketogene Ernährung wird Sie energischer und kaum hungrig machen. Es wäre nicht ungewöhnlich, wenn Sie keine Lust haben, zu frühstücken, nur weil Sie nicht hungrig sind.

Kapitel 3: Prinzipien der Gewichtsabnahme

Ich habe versucht, vielen Menschen beim Abnehmen zu helfen, und ich habe mit vielen Menschen über Gewichtsverlust gesprochen. Ich habe erfahren, dass viele Leute einige Ausreden erfunden haben. Sie würden zum Beispiel sagen, dass sie, egal was sie tun, aus irgendeinem Grund einfach nicht abnehmen können. Es sind immer die gleichen Ausreden - "Ich kann einfach nicht abnehmen"; "mein Körper ist nicht dafür verdrahtet"; "mein Stoffwechsel ist zu langsam"; es ist die gleiche Reihe von müden Hetzreden, die in der Realität wenig Grundlage haben.

Die Wahrheit ist jedoch, dass Gewichtsverlust auf eine einfache Gleichung von Kalorienzufuhr und -abgabe hinausläuft. Auch wenn bestimmte andere Faktoren eine Rolle spielen, wie Ihr Alter oder die Medikamente, die Sie einnehmen, ist Gewichtsverlust im Allgemeinen ein einfache Nebenwirkung durch die verbrannte Energie. Wenn Sie mehr Kalorien essen, als Sie verbrennen, nehmen Sie an Gewicht zu; wenn Sie weniger Kalorien essen, als Sie verbrennen, verlieren Sie an Gewicht.

Ihr Körper hat eine bestimmte Menge an Kalorien, die er aufgrund Ihrer natürlichen biologischen Prozesse verbrennt. Dies wird als Ihr Grundumsatz bezeichnet. Dieser hängt von Dingen wie Ihrer Größe, Ihrem Gewicht und Ihrem Alter ab. Dies sind jedoch die Kalorien, die Sie ohne jegliche Anstrengung Ihrerseits verbrennen!

Viele Menschen denken, dass man aktiv sein muss, um abzunehmen. Das entspricht jedoch nicht der Wahrheit. Um abzunehmen, muss man einfach weniger Kalorien essen, als man verbrennt. Solange Sie weniger als Ihren Stoffwechselanteil essen, werden Sie abnehmen. Es lohnt sich jedoch, hinzuzufügen, dass das Training ein großer Teil des Prozesses ist, gesünder zu werden. Das Abnehmen ist nur ein Aspekt eines viel größeren Netzes, das Ihre allgemeine körperliche Gesundheit verbessert. Durch das Training können Sie Ihre bereits vorhandene Muskelmasse erhalten, so dass Ihr Körper sie nicht verbrennt, sowie sich während des Trainings stärken.

Kapitel 4: Keto-Start, Schritt für Schritt

Nun haben wir also über die verschiedenen Vorteile des Keto-Starts gesprochen. Dann stellt sich die Frage, wie man mit Keto beginnen kann - und, was vielleicht noch wichtiger ist, wo man anfangen sollte.

Es gibt zwei verschiedene Methoden, mit denen man mit dem Keto beginnen kann: Entweder man fängt abrupt an, oder man lässt es leicht angehen. Viele Menschen finden, dass Letzteres das beste Mittel ist, um die Ketogrippe zu besiegen.

Das Wichtigste, woran man sich beim Beginn einer Diät erinnern muss, ist, dass eine erfolgreiche Diät keine einfache Ernährungsumstellung ist; eine erfolgreiche Diät ist eine ganzheitliche Änderung der Lebensweise. Um erfolgreich abzunehmen, müssen Sie die Art und Weise, wie Sie über Lebensmittel denken, vollständig ändern und sie einfach als Brennstoff und nicht mehr als Freizeitaktivität betrachten.

Dies mit einem Kaloriendefizit (an das die meisten Menschen nicht gewöhnt sind) und einer völlig neuen Art zu essen zu kombinieren, kann sich jedoch für viele Menschen als ein zu großer Schock erweisen. Dies kann Sie endgültig von der Diät abbringen.

Wenn Sie es nicht allzu eilig haben, für eine Hochzeit oder einen Urlaub abzunehmen, dann sollten Sie sich überlegen, ob Sie die Sache nicht auf einmal ruhiger angehen sollten, damit Sie sich nicht zu sehr schockieren.

Es gibt zwei verschiedene Formen des Keto, die als strenge Keto und faule Keto bezeichnet werden.

Die strenge Keto ist eine streng kontrollierte Form des Keto, die es Ihnen erlaubt, innerhalb streng kontrollierter Makros zu essen. Makro ist die Abkürzung für Makronährstoffe - Fett, Eiweiß und Kohlenhydrate. Die typische Ernährung enthält etwa zehn Prozent Fett, dreißig Prozent Eiweiß und sechzig Prozent Kohlenhydrate. Bei strenger Keto-Einnahme würde man jedoch fünfundsechzig Prozent Fett, zwanzig Prozent Eiweiß und zehn Prozent Kohlenhydrate essen.

Unter fauler Keto versteht man einfach die Aufrechterhaltung der Ketose durch den Verzehr von weniger als zwanzig Gramm Kohlenhydraten pro Tag. Man kann innerhalb des Defizit essen oder auch nicht; die faule Keto ist einfach zur Aufrechterhaltung der Ernährung und der Ketose gedacht.

Für welche Variante Sie sich entscheiden, liegt bei Ihnen. Manche Menschen arbeiten besser und können mehr auf dem Weg bleiben, wenn sie ein strengeres Regime, wie z.B. eine strenge Keto-Regelung, nutzen. Auf der anderen Seite finden einige Menschen die Freiheit, die die faule Keto erlaubt, für sie persönlich der bessere Weg. Welche Sie auch immer bevorzugen, Sie sollten sie nutzen.

Dieses Kapitel widmet sich speziell der Erleichterung der ketogenen Ernährung und der Vorbereitung auf den Erfolg mit der strengen Keto.

Das erste, was Sie tun sollten, ist herauszufinden, in welchem Defizit Sie essen wollen. Dies kann ganz einfach durch eine einfache Berechnung Ihres Grundumsatzes geschehen. Für die Berechnung Ihres Grundumsatzes benötigen Sie lediglich Ihr Alter, Ihr Gewicht und Ihre Größe. Ich werde Sie nicht dazu zwingen, nachzudenken, aber leider ist Amazon Links in eBooks nicht sehr freundlich gegenüber- Googlen Sie einfach "berechne BMR" und berechnen Sie so Ihren Umsatz.

Ihr Grundumsatz ist, wie wir im letzten Abschnitt festgestellt haben, die Anzahl der Kalorien, die Sie verbrennen, indem Sie einfach existieren. Dies sind mühelos verbrannte Kalorien. Sie können eine sitzende Lebensweise führen, und solange Sie weniger als diese Anzahl Kalorien pro Tag zu sich nehmen, werden Sie Gewicht verlieren.

An diesem Punkt können Sie auch ein MyFitnessPal-Konto einrichten. MyFitnessPal berechnet automatisch Ihren Grundumsatz auf der Grundlage der von Ihnen angegebenen Informationen. Es passt ebenfalls automatisch an, wie viele Kalorien Sie pro Tag zu sich nehmen sollten, basierend darauf, wie viele Kilo pro Woche Sie Ihrer Meinung nach abnehmen möchten. Mit MyFitnessPal können Sie Ihre Mahlzeiten protokollieren und verfolgen, wie viele Kalorien Sie zu sich nehmen, was Sie benötigen, wenn Sie sich für ein strenges Keto entscheiden. Es ist super einfach, es überallhin mitzunehmen, denn es gibt eine einfach zu bedienende mobile App für MyFitnessPal sowohl auf iOS als auch für Android.

Wenn Sie sich dafür entscheiden, kein MyFitnessPal-Konto zu erstellen und die App nicht zu nutzen, müssen Sie stattdessen selbst berechnen, wie viel Sie essen müssen, um Ihrem Defizit gerecht zu werden. Ich würde empfehlen, höchstens 1 Kilo pro Woche zu verlieren. Ein Defizit darüber hinaus ist gefährlich. Ein halbes Kilo hat 3500 Kalorien, und um 0,5 Kilo zu verlieren, müssen Sie bei einem wöchentlichen Defizit von 3500 Kalorien oder einem Defizit von etwa 500 Kalorien pro Tag essen. Das bedeutet, dass Sie bei einem Grundumsatz von 2200 Kalorien nur 1700 bis 1800 Kalorien pro Tag essen dürfen, um 0,5 Kilo pro

Woche zu verlieren. 0,75 Kilo pro Woche sind ein Defizit von 750 Kalorien, und 1 Kilo pro Woche sind ein Defizit von 1000 Kalorien. Wenn man ein Defizit von 1000 Kalorien festlegt, gerät man in den Hungerbereich, was gefährlich ist.

Als Notiz: Sollten Sie sich dafür entscheiden, die danach beschriebenen Schritte nicht zu befolgen, können Sie in Ketose geraten, indem Sie weniger als fünfzig Gramm Kohlenhydrate pro Tag zu sich nehmen. Am schnellsten geht es jedoch, wenn Sie weniger als zwanzig Gramm Kohlenhydrate pro Tag essen, und wenn Sie weniger als zwanzig essen, können Sie zu 100 % sicher sein, dass Sie in die Ketose geraten.

Ganz egal wie werden wir einen Schritt nach vorne machen. Nachdem Sie Ihr Kaloriendefizit ermittelt und gelernt haben, wie Sie Ihr abzunehmendes Gewicht berücksichtigen können, und nachdem Sie möglicherweise ein MyFitnessPal-Konto eingerichtet haben, sind Sie für die nächste Lektion bereit. In der nächsten Lektion geht es darum, wie man Etiketten speziell für Keto liest. Das Lesen von Kalorien ist nicht nur wichtig, sondern absolut unerlässlich, und Sie werden darauf achten wollen, wie viele Kalorien Sie verbrauchen. Die beste Art und Weise, sich in die Keto Diät einzufinden, ist jedoch, sich einfach der Kohlenhydrate bewusst zu werden. Fangen Sie an, die Etiketten von Lebensmitteln, die Sie essen, zu lesen, um nach ihren Kohlenhydraten zu schauen. So gewöhnen Sie sich auch an die Idee der Nettokohlenhydrate, die für die Keto von zentraler Bedeutung sind. Nettokohlenhydrate bestehen aus den Kohlenhydraten, die Sie essen und die Ihren Blutzuckerspiegel beeinflussen. Das bedeutet, dass die Kohlenhydrate, die den Blutzucker nicht beeinflussen, unwichtig sind. Diese können als Ballaststoffe, Zuckeralkohole oder andere Dinge aufgeführt werden. Wenn Sie sich nicht sicher sind, führen Sie eine Google-

Suche durch, um zu erfahren, ob der Inhaltsstoff den Blutzuckerspiegel beeinflusst oder nicht. Um die Nettokohlenhydrate zu ermitteln, ziehen Sie einfach die Gramm an Ballaststoffen und Zuckeralkoholen von den Gesamtkohlenhydraten ab. Das Ziel bei Keto ist es, weniger als zwanzig Gramm Nettokohlenhydrate pro Tag zu essen; andere Formen von Kohlenhydraten spielen keine Rolle, da sie den Blutzucker nicht beeinflussen und einfach weitergegeben werden. Der erste Schritt zum tatsächlichen Übergang zur Keto sollte die Beseitigung der süßen Gelüste sein. Ich habe festgestellt, dass viele Menschen aus anderen Kulturen es bizarr finden, wie viele Süßigkeiten wir essen; wenn man sich erst einmal vom Zucker entwöhnt hat, erscheinen Lebensmittel, die man vorher gegessen hat, im Vergleich dazu zu süß.

Das kann man zuerst einmal tun, indem man alle Limonaden weglässt. Ersetzen Sie sie durch Diät-Soda oder Sprudelwasser. Das ist für viele Menschen ein gewaltiger Schritt. Unsere gesamte Lebensmittelkultur ist in hohem Maße von Limonaden abhängig, so dass wir eine nationale Cola Abhängigkeit erleben. Wenn Sie es schaffen, diese wegzulassen, werden Sie viele verschiedene Vorteile feststellen.

Nachdem Sie die Limonaden verbannt haben, ist es an der Zeit, Ihre Naschgewohnheiten einzuschränken. Achten Sie in erster Linie darauf. Wenn Sie merken, dass Sie das Gefühl haben, ständig zu naschen und unbewusst ständig Chips zu essen, müssen Sie das drastisch reduzieren. Einer der größten Gründe für die Gewichtszunahme ist das ständige Naschen und die Langeweile beim Essen.

Auch hier hat die Gewichtsabnahme mit der Mentalität und der Art und Weise zu tun, wie man über das Essen denkt. Die meisten

Menschen, die mager sind, sind nicht aufgrund ihres Stoffwechsels mager. Die meisten Menschen, die dünn sind, sind es, weil sie nicht so viel Freude am Essen haben und es eher als Kraftstoff betrachten. Sie müssen anfangen, über Essen als Kraftstoff nachzudenken, wenn Sie eine vernünftige Veränderung Ihres Gewichts erzielen wollen.

Es gibt keinen Grund, aus Langeweile zu essen. Essen sollte eine bewusste und achtsame Aktivität sein. Denken Sie darüber nach, was Sie essen und wann Sie es tun. Essen Sie langsam und bedenken Sie den Geschmack und das Gefühl. Sie werden sich satter fühlen.

Es tut mir leid, aber in diesem Fall gibt es keine Kompromisse. Entweder Sie hören auf, ständig zu naschen, oder Sie werden nicht abnehmen. Das ist eine schlechte Angewohnheit und eine, die man sich abgewöhnen sollte. Es ist eine Sache, wenn man statt drei Mahlzeiten pro Tag den ganzen Tag über nascht, aber wenn dies nicht der Fall ist, dann müssen Sie auf Snacks verzichten. Die Kalorien summieren sich zu schnell. Der einzige Fall, in dem Sie eine Ausnahme machen können, ist, wenn Sie einen aktiven Lebensstil führen.

Wenn Sie auf das Naschen verzichten, sind Sie noch näher dran, mit Keto abzunehmen. Als Nächstes werden Sie alle Milchprodukte außer Sahne, und Käse ohne Zuckerzusatz auslassen wollen. Das bedeutet, wenn Sie ein großer Milchtrinker sind, werden Sie an diesem Punkt aufhören - Tut uns Leid! Es bedeutet auch, dass Sie, wenn Sie täglich Müsli zum Frühstück essen, eine Alternative finden müssen, z.B. Eier mit Speck.

Als nächstes werden Sie Brot und andere Körner auslassen wollen. Das bedeutet, dass Sie sich von Brot, Reis, Haferflocken und allen damit zusammenhängenden Lebensmitteln verabschieden müssen. Dies kann ein schwieriger Schritt sein, überlegen Sie sich einfach, ob Sie Ihre Portionen zunächst halbieren wollen. Bestellen Sie zum Beispiel Burger mit einer Brötchenhälfte statt zwei.

Nachdem Sie Brot und Körner verbannt haben, sind Sie fast am Ende des Weges angelangt. Das letzte große Ding, das ausräumt werden muss, ist Obst. Es gibt zwar einige Früchte, wie z.B. Blaubeeren, die eine relativ niedrige Kohlenhydratmenge haben, aber es ist vielleicht einfacher, sie ganz wegzulassen. Sie dienen als zu große Versuchung, und es wird sehr schwierig, ständig genaue Portionen auszumessen.

An diesem Punkt haben Sie ihre Lebensmittel auf Fleisch, Käse, Gemüse und Nüsse reduziert. Das ist gut. Jetzt essen Sie hauptsächlich Keto. Eine weitere Sache, vor der Sie sich in Acht nehmen sollten, ist, dass Sie vor allem Blattgemüse und Grünzeug essen sollten. Hüten Sie sich vor Linsen und Bohnen, da sie eine große Anzahl von Kohlenhydraten enthalten. Außerdem müssen Sie dann damit beginnen, Stärke fast vollständig aus Ihrer Ernährung zu streichen. Stärken sind in Essen wie Kartoffeln enthalten. Sie brauchen sie nicht, und sie dienen nur dazu, Ihnen unnötige Kohlenhydrate zuzuführen. Aber keine Sorge, fast jede Stärke hat einen schönen Keto-Ersatz.

Der Übergang zu Keto kann ziemlich schwierig sein; dies sollte kein Prozess sein, den Sie auf einmal durchführen. Es kann demotivierend sein, wenn Sie versuchen, dies zu tun. Nehmen Sie sich lieber eine Woche Zeit für jeden Schritt, damit Sie sich langsam daran gewöhnen. Auch hier handelt es sich um eine Änderung der Lebensart, nicht nur um eine Diät.

Kapitel 5: Beispiel für Keto-Rezepte

Hier sind einige Beispielrezepte, die Sie verwenden können, wenn Sie mit der Keto Diät beginnen wollen.

Südwest-Speck-Omelette

Zutaten:

1. 3 Eier
2. 4 Streifen Speck
3. ½ kleine Zwiebel
4. 1 Jalapeño
5. ¼ Tasse Cheddar-Käse, gerieben
6. Speck in einer Pfanne grillen, bis er gar ist. Aus der Pfanne nehmen und abkühlen lassen.
7. Jalapeño und Zwiebel hacken, dann im Speckfett anbraten. Vom Herd nehmen und mit dem Speck anrichten.
8. Zum Bestreichen Olivenöl in die Pfanne geben, dann die Fettkombination abtropfen lassen.
9. Rühreier aufschlagen und in eine Pfanne geben. Einen Moment kochen lassen, dann alle Zutaten hinzufügen.
10. Omelett umklappen und 1 Minute auf jeder Seite kochen lassen.
11. Servieren und genießen!

Kalorien: 630
Fett: 60g
Eiweiß: 22g
Kohlenhydrate: 4g

Zucchini-Kreise mit Oliven-Knoblauch-Sauce
Zutaten:
- 2 Zucchini

- 2 Unzen geräucherter Cheddar-Käse
- ½ große Zwiebel
- 1 Knoblauchzehe
- 1 Jalapeño
- Frischer Koriander
- ½ Tomate
- Olivenöl

1. Zucchini in dünne Kreise schneiden. 1 Zucchini im Ofen bei 350 Grad 30 Minuten braten, dabei nach der Hälfte der Zeit umdrehen. Andere zur Seite stellen.
2. In der Zwischenzeit Zwiebel, Knoblauch und Jalapeño zerkleinern.
3. Zwiebel, Knoblauch und Jalapeño in Olivenöl braten.
4. Gebratene Zucchini dazugeben und zusammen grillen.
5. Reichlich Salz und Pfeffer hinzufügen.
6. Geräucherten Cheddar-Käse und Olivenöl hinzugeben. Den Cheddar schmelzen lassen. Tomate auspressen, um den Saft herauszubekommen. Das restliche Fleisch beiseite legen und hacken.
7. Vom Herd nehmen. Koriander, restliche Zucchini und Tomaten zugeben. Umrühren.

Kalorien: 470
Fett: 45g
Eiweiß: 15g
Kohlenhydrate: 6g

Knusprige Leinsamen-Waffeln
Zutaten:

- 2 Tassen gemahlener Leinsamen
- 1 Esslöffel Backpulver

- 1 Teelöffel Meersalz
- 5 Esslöffel fein gemahlener Leinsamen mit 15 Esslöffeln warmem Wasser. Lassen Sie sie 5 Minuten ruhen, bis sie klebrig sind (um die Eier zu ersetzen).
- ½ Tasse Wasser
- ⅓ Tasse Avocadoöl oder natives Olivenöl extra oder geschmolzenes Kokosnussöl
- 2 Teelöffel gemahlener Zimt

1. Waffeleisen auf mitteler Stufe erhitzen
2. Mischen Sie in einer großen Schüssel Leinsamen mit Backpulver und Meersalz. Mit dem Schneebesen vollständig mischen und beiseite stellen.
3. Ei-Ersatz, Wasser und Öl in einen Mixer geben und 30 Sekunden lang auf hoher Stufe pürieren, bis es schaumig wird.
4. Flüssige Mischung in die Schüssel mit der Leinsamenmischung geben.
5. Zum Einarbeiten umrühren. Die Mischung wird sehr schaumig. Nach der Einarbeitung 3 Minuten ruhen lassen.
6. Gemahlenen Zimt einwerfen.
7. Die Mischung in 4 Portionen teilen. Schaufeln Sie jede Portion einzeln auf das vorgewärmte Waffeleisen und schließen Sie den Deckel. Bis zum Ende kochen und mit dem restlichen Teig wiederholen.
8. Warm oder tiefgefroren in einem luftdichten Behälter einige Wochen lang servieren.

Kalorien: 297
Fett: 16g
Eiweiß: 8,9g
Kohlenhydrate: 8,4g

Dies sind nur Beispielrezepte, die Ihnen den Einstieg erleichtern sollen. Werden Sie in der Küche kreativ!

Kapitel 6: Beispiel für eine Keto-Einkaufsliste

Es gibt eine Menge verschiedener Keto-Rezepte, so dass es sehr schwierig ist, eine Einkaufsliste oder eine genaue Zusammenstellung der benötigten Artikel festzulegen. Es gibt jedoch ein paar Beispiel-Richtlinien, die Sie unbedingt befolgen sollten.

Die erste ist, dass Sie in erster Linie Produkte vorziehen, die offensichtlich kohlenhydratarm und fettreich sind. Dazu gehören Fleisch, Käse und Nüsse. Sie sollten aber auch viel Blattgemüse und Gemüse wählen, das Sie kochen und zubereiten können.

Hier ist eine Beispielliste, die Sie beim ketogenen Einkauf verwenden können:

- Fleisch zum Mittagessen
- Rinderhackfleisch
- Speck
- Rohes Huhn, Schweinefleisch
- Cheddar-Käse
- Mozzarella-Käse
- Frischkäse
- Edamer-Käse
- Butter (vorzugsweise grasgefüttert)
- Olivenöl
- Schwerer Rahm -Halb und halb
- Kaffee oder Tee
- Wasser
- Spinat
- Brokkoli
- Blumenkohl
- Jalapeño-Pfeffer

- Gelbe Zwiebel (sparsam verwenden)
- Tomate (sparsam verwenden)
- Knoblauch
- Eier

Natürlich können Sie auch online Rezepte finden, die Sie gerne ausprobieren können. Diese fügen Ihrem notwendigen Lebensmitteleinkauf Artikel hinzu. Die Liste zeigt nur grundlegende Anforderungen auf, die Sie einfach und gesund durch die erste oder zweite Woche der Keto Diät führen werden.

Kapitel 7: Was man essen und was man nicht essen sollte

Eines der schwierigsten Dinge bei der Keto Diät kann es sein, zu lernen, was man essen kann und was nicht. Das kann in der Tat ein wenig schwierig sein. Es ist jedoch nicht ganz so furchterregend. Es erfordert nur ein wenig Anstrengung!

Erstens, und das sollte völlig klar sein, werden Sie keine Früchte oder Zucker essen. Wenn etwas beides enthält, werden Sie es nicht essen. Dasselbe gilt für Stärke. Essen Sie im Allgemeinen keine Kartoffeln, Süßkartoffeln oder Pflanzenwurzeln. Diese sind voller Kohlenhydrate und lassen Ihren Blutzucker in die Höhe schnellen. Ich habe keinen Zweifel daran, dass ein Teil der Gründe, warum Amerika im Moment eine solche Gesundheitskrise hat, die Besessenheit von Stärke ist!

Ich bin mir sicher, dass Sie inzwischen herausgefunden haben, dass Ihre Keto Diät hauptsächlich aus Fleisch, Käse, Nüssen und allen daraus entstehenden Produkten bestehen wird. Allerdings steckt hier ein bisschen der Teufel im Detail. Zunächst einmal sollten Sie sich vergewissern, dass Sie mehr als nur eine ordentliche Menge Blattgrün essen. Diese sind Ihre Hauptquelle für Vitamine und wichtige Nährstoffe und sind ein hervorragendes Vehikel um für Abwechslung zu sorgen. Fleisch und Käse können schnell langweilig werden. Gemüse kann jedoch auf beliebig viele verschiedene Arten zubereitet werden!

Außerdem kann es verlockend sein, an Enden und Ecken zu sparen und ketogen nur mithilfe von Rindfleischburger und Wiener Würstchen zu essen. Vermeiden Sie jedoch verarbeitete Lebensmittel. Sie sind absolut randvoll mit Natrium und allen möglichen anderen ekligen Dingen, die Ihren Blutzucker in die

Höhe schnellen lassen können. Durch den Verzehr von Frischfleisch und Käse können Sie sicherstellen, dass Sie nicht zu viel Natrium zu sich nehmen. Sie machen auch Ihre Zeit während Keto erheblich angenehmer - wir alle wissen, dass frischeres Essen besser schmeckt, und trotz Keto Diät kostet es ungefähr gleich viel. Achten Sie also darazf! Essen Sie, wann immer es möglich ist, frische Fleischwaren.

Ein weiterer Punkt: Frittiertes Essen ist im Allgemeinen nicht in Ordnung, weil es fast immer in Paniermehl oder einem Weizenteig gebraten wird. Das kann natürlich unnötige Kohlenhydrate in Ihre Ernährung einbringen.

Manche Menschen versuchen bei der Keto Diät, ihren derzeitigen Ernährungsstil nachzuahmen, indem sie Ersatznahrung für ihre üblichen Nahrungsmittel finden. Das kann Ihnen passieren, ob Sie dies tun wollen oder auch nicht. Es ist zum Beispiel möglich, dass Sie durch die Zubereitung einer leckeren Keto-Pizza das Verlangen nach echter Pizza bekommen, und ebenso nach jedem süßen Keto-Ersatz. Es besteht jedoch auch die Möglichkeit, dass diese Ihnen den Übergang erleichtern können. Ich werde diese nicht als "essen oder nicht essen" bezeichnen. Es hängt von Ihrer persönlichen mentalen Stärke ab und, ähnlich wie bei der strikten Keto gegen die faule Keto, was Sie für sich selbst zu tun versuchen. Wenn Sie wollen, dass die Keto Diät langfristig eine ganzheitliche Veränderung Ihres Lebensstils darstellt, kann es sich lohnen, sich damit auseinanderzusetzen. Wenn Sie nur ein Zielgewicht erreichen wollen, ist es vielleicht am besten, diese zu vermeiden, da Sie den Preis schnell aus dem Blick verlieren können.

Das sind grundlegende Regeln für das Essen auch während der Keto Diät. Sie können Sie glücklich und gesund halten, während Sie versuchen, sich durch Ihren Gewichtsverlust zu ackern.

Kapitel 8: Tipps zum Auswärtsessen während Keto

Eines der schwierigsten Dinge bei der Einführung einer neuen Diät kann es sein, zu lernen, wie man währenddessen in der Öffentlichkeit essen kann. Dieser Prozess kann mühsam sein, muss er aber nicht. Es gibt einige Dinge, in die Sie hineinwachsen werden, wenn Sie lernen, wie Keto funktioniert und intuitiv herausfinden, was Sie essen können - und ebenso, was Sie nicht essen können.

Hier sind jedoch einige allgemeine Tipps für verschiedene Küchen, die ich entdeckt habe.

Amerikanisches Essen ist zum Glück ein Kinderspiel. Wenn Sie in ein Steakhaus gehen, können Sie jedes beliebige Fleisch auf der Speisekarte bestellen. Gedämpfter Brokkoli ist immer eine sichere Sache, und Sie können ihn nach Belieben salzen oder mit Butter bestreichen. Wenn sie keine anderen ketofreundlichen Beilagen angeboten bekommen, nehmen Sie einfach doppelt so viel gedünsteten Brokkoli.

Kleinere Restaurants sind ebenfalls relativ einfach. Häufig sind die Köche bereit, Rösti und andere nicht besonders ketofreundliche Lebensmittel durch eine andere Beilage zu ersetzen. Das klassische Frühstück mit Eiern und Speck oder Würstchen ist ein großartiges Erlebnis, und nichts geht über ein gutes Steak und Eier.

Kaffeehäuser werden immer mehr zu einem Teil des täglichen Lebens. Leider kann es sehr schmerzhaft sein, alles fallen zu lassen, was man kennt und liebt - wie z.B. den Karamell-Macchiato. Aber Sie müssen ihn zum Glück nicht ganz aufgeben! Sie können einen Kaffee mit Sahne und zuckerfreiem Vanillesirup bekommen.

Wenn Sie Ihren Espresso fix haben wollen, dann ist reiner Espresso perfekt und Keto freundlich. Sie können einen Caffè Americano mit Sahne und zuckerfreier Vanille bekommen, er schmeckt ein wenig wie die Milchkaffeegetränke, die Sie kennen und lieben, und das mit sehr wenig Kalorien.

Mexikanisches Essen kann auf der Keto Diät schwieriger werden. Es kann wirklich verlockend sein, Chips und Salsa zu essen, aber Sie müssen dieser Versuchung widerstehen und die Mahlzeit auf jeden Fall umgehen! Ihre Taille wird es Ihnen später danken. Eine Sache, die Sie in einem mexikanischen Restaurant immer bekommen können, ist ein Taco-Salat. Bitten Sie einfach darum, dass die Schale ausgespart sind und dann können Sie direkt loslegen!

Vietnamesisches Essen kann auf Keto sehr schwer zu essen sein. Die beste Möglichkeit, wenn Sie vietnamesisch essen gehen, ist einfach, sich ohne Nudeln zu ernähren.

Das japanische Essen ist absolut köstlich, es geht um Frische und delikate Aromen. Japanisches Essen zu essen, während man seinen Keto-Status beibehält, kann jedoch an und für sich schon eine schwierige Aufgabe sein. Die beste Option ist fast immer Sashimi. Sashimi ist einfach superfrischer, roher Fisch, der ebenfalls auch superlecker ist. Sie werden kaum etwas Besseres in Ihrem Leben haben, deshalb lohnt es sich, diesen anstelle von Sushi zu bestellen.

Chinesisches Essen ist leider fast unmöglich, wenn Sie während der Diät auswärts essen wollen. Vermeiden Sie Chinesische Restaurants, so oft Sie können. Wenn es sein muss, dann vermeiden Sie alles mit einer Sauce, da die Saucen oft Maisstärke enthalten. Maisstärke ist mit Kohlenhydraten versetzt. Sie enthalten auch häufig Zucker.

Italienisches Essen ist ebenfalls extrem hart - der Kern des italienischen Essens liegt in den Nudel- und Brotprodukten. Natürlich ist es fast unmöglich, in einem italienischen Restaurant Keto freundliche Speisen zu finden. Wenn Sie gezwungen sind, in einem italienischen Restaurant zu essen, tun Sie, was Sie können, um etwas zu finden, das auf Fleisch und Käse mit einem Minimum an Zucker und Stärke basiert.

Es ist unmöglich, jede Küche abzudecken, aber dies sind die, mit denen ich die meiste Erfahrung habe. Ich hoffe, dass diese Tipps Ihnen beim Auswärtsessen helfen!

Zusammenfassung

Ich danke Ihnen, dass Sie es bis zum Ende dieses Buches geschafft haben. Hoffen wir, dass es informativ war und Ihnen alle Werkzeuge zur Verfügung gestellt hat, die Sie benötigen, um Ihre Ziele zu erreichen, wie auch immer diese ausfallen mögen,

Der nächste Schritt ist, all dies zu tun und auf Ihr persönliches Leben anzuwenden. Erobern Sie die Keto Diät und feiern Sie Ihre neue Figur!